むし歯と歯周病の病因論

すべての口の病気の発症には、原因があってプロセスがあります。
それを知っていれば、あなたの歯は何歳になっても美しく健康な状態で残せます。

● 目次 ●

はじめに
人生を変える、新しい真実 ……………………………… 4
「歯は年をとればなくなる」という迷信 ……………………………… 4
むし歯も歯周病も"細菌感染症" ……………………………… 6
歯ブラシでは歯を守れない ……………………………… 8
細菌との戦いに勝ち続けるために ……………………………… 12

むし歯も歯周病も確実に防げる！

第1章
あなたは歯磨きで何を落とす？ ……………………………… 17
歯磨き大国ニッポン ……………………………… 18
落とすのは"細菌の集合体" ……………………………… 19
3日目から、みるみる急増 ……………………………… 21
細菌がお気に入りの場所 ……………………………… 24
(Voice) むし歯の本当の原因を知らなかった人たちの苦労① ……… 28

第2章
なぜむし歯や歯周病になるのか？ ……………………… 31

敵を知ることが予防への近道 ……………………… 32

むし歯のメカニズム ……………………… 32

むし歯なのに元に戻るの？ ……………………… 33

穴はこうやってできる ……………………… 34

歯に穴があく、5つの要素 ……………………… 36

歯周病のメカニズム ……………………… 37

歯磨きしたら血が出た ……………………… 39

歯ぐきが腫れるまで ……………………… 40

Voice むし歯の本当の原因を知らなかった人たちの苦労② ………… 43

第3章
むし歯や歯周病の"なりやすさ"は1人ひとり違う ………… 45

なんで自分だけむし歯に!? ……………………… 46

"なりやすさ"を知るために ……………………… 47

だ液検査でわかる、むし歯のなりやすさと原因 ……………………… 48

歯周病のリスク（危険度）を示す客観的評価 ……………………… 50

むし歯も歯周病も100％コントロールできる ……………………… 51

Voice むし歯の本当の原因を知った人たちの気づき ……………………… 53

第4章
むし歯・歯周病になりたくないあなたへの
ワンポイントアドバイス …………………………………………… 55

効果的なセルフケア、5つのポイント ………………………………… 56

歯ブラシでは絶対に届かない部位がある　………………………… 56

①細菌によるバイオフィルムを見つける　………………………… 57

②染め出しても見えない細菌のすみかがある ………………………… 58

③自分の口の中を攻略する　…………………………………………… 59

④正しい武器（道具）を選ぶ　………………………………………… 60

⑤危険な場所からスタートする ……………………………………… 61

Voice むし歯の本当の原因を知った人たちの変化………………… 64

おわりに
信頼できる歯科衛生士をパートナーに ……………………… 68

「歯は本当に年をとったらなくなるの?」

人生を変える、新しい真実

株式会社オーラルケア
代表取締役社長　大竹 喜一

「歯は年をとればなくなる」という迷信

　日本には数多くの"迷信"が存在しています。当然、それらに何の科学的根拠もありません。しかし、そのうちのいくつかは適当なつくり話ではなく、日本人の長い生活習慣の中でつくられ根づいてきました。「歯は年とともになくなる」という経験則も、何世代にもわたって出来上がった社会通念の1つです。

　この日本人ならではの迷信をいまだに信じ、誤った人生を送っている人々がいかに多いことか。なんと、95%以上の日本人が「年をとると歯は抜けるもの」という思い込みに翻弄され続けています。

　おじいちゃんは歯がなかったし、おばあちゃんは入れ歯だった。そして、お父さんもお母さんも歯ブラシはしていたが、むし歯が多かった。だから、「歯ブラシをしている私もいずれ抜けていく」と思っている。一般の人々のみならず、ある調査によると医師の93%も「年をとれば歯槽

はじめに　人生を変える、新しい真実

膿漏で歯はなくなる」と捉えているといいます。
　いつの間にか、これが一般常識化していることが驚きです。

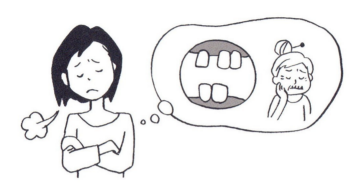

　じつは私自身も同じように、じいさん、ばあさんともに歯が抜けていました。父親は総入れ歯。母親は85歳で20本は残っていましたが、うまく噛めていませんでした。その家系に育った私も「いずれは自分の歯も抜けていくのか」と半ば諦めの心境に。そんなある日、歯科界の先輩からこう言われたのです。
　「むし歯ができるのは歯磨きが不足しているからだ。もっと磨いたほうがいい！」
　真に受けた私は、大量に歯ブラシを購入。毎日、朝と晩に歯磨きをし続けました。ところが驚いたのは、それでもむし歯が起きたことです。さらには擦過傷といって、歯磨きのやり過ぎで右の歯が削られ減ってしまい、知覚過敏症になってしまいました。すると、歯がしみるので歯

5

磨きがやりにくくなるのです。

　先輩のあまりに"いい加減"な助言にあきれつつ、思考の袋小路に迷い込んだ私は「結局歯はなくなるのだろう」と諦めていました。

むし歯も歯周病も"細菌感染症"

　1987年、そんな私の人生が180度変わるほどの劇的な情報に出合うことになります。スウェーデンへ勉強に行く機会があり、イエテボリ大学・歯周病学教室のリンデ教授の講義を聴いたときのことです。天と地がひっくり返るような衝撃でした。

　彼が説明してくれたのは、「歯周病は細菌感染症である」という病因論。細菌によるバイオフィルム（細菌同士が絡み合って集落をつくり、歯面にフィルム状の膜を張る）を、1日に一度すべての歯面から除去する。そのことを非常にわかりやすく説得力を持って話してくれたのです。

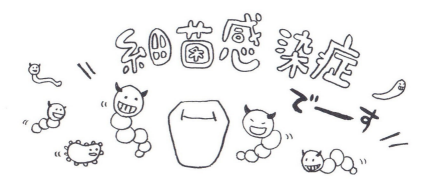

はじめに　人生を変える、新しい真実

　私の中で過去の思い込みが粉々に砕け散り、思考がガラリと変わりました。日本人の多くが信じ続けてきた"老いと歯の喪失の関係"。それは科学的根拠に基づかない単なる言い伝えでしかないことに、このときハッキリ気づいたのです。

　同じ年に私はもうひとり、"予防の父"といわれる偉人と出会います。スウェーデン・カールスタッド市の歯科保健センターの責任者となり、歯科衛生士学校の校長も務めていたアクセルソン先生です。
　そのとき彼は、30年にわたる長期臨床研究（1972年～2002年）のちょうど半分を迎えたところでした。そこで私は目にしたのです。
　「1日に一度すべての歯面から確実に細菌（バイオフィルム）を除去すれば、むし歯も歯周病も予防でき、年齢に関係なく歯は守れる」ことを！
　その後も研究は続けられ、ついには30年かけて見事に立証。「歯を残したい、守りたい」と切実に願っている人々にとって、この臨床研究論文は今なお大きなインパクトを与え続けています。

　さらに1990年代に入って私の心に深く刺さったのが、米国ワシントン大学・歯周病学教授のペイジ先生の言葉です。
　「むし歯も歯周病もバイオフィルム感染症。稀な疾患である」
　この言葉には、「歯の表面についた細菌がつくるバイオフィルムを毎日除去すれば済むことなので、むし歯や歯周病を発症させるような人

7

はいないよ」といった皮肉が込められているようにも聞こえました。

　つまり、むし歯も歯周病も病因論が明らかになっており、その原因となっている細菌によるバイオフィルムをすべての歯面から破壊・除去することで解決する疾患である。そう言っているのです。

　"病因論"が解明されれば、その対策はあまりにも論理的で明快です。一方、これらのことが先進国で明らかにされればされるほど、日本民族としてのプライドがズタズタになったような気分でした。

　「無知は罪なり、知は空虚なり」と言ったのは、有名な哲学者・ソクラテスです。知らなかったことで損をする、失敗をする、他人を傷つけることになる事実。まさに日本人の多くは"知らされていない状態"に置かれていて、その数だけ不幸な人生も生まれていたということです。

歯ブラシでは歯を守れない

　人類の歴史は、細菌感染症との戦いでした。赤痢、チフス、コレラ、ペスト、ジフテリア、結核……。ほとんどの感染症が根絶されたことを考えると、むし歯や歯周病がいまだ当たり前に存在していることが不思議でなりません。

　「むし歯も歯周病も細菌感染症である」

　この病因論に沿った対策が、なぜ歯ブラシだったのか？　歯ブラシ

はじめに　人生を変える、新しい真実

だけでは予防できないとわかっていながら、なぜ曖昧なまま棚上げ状態にされたのか？　なぜ具体的な対策が打てなかったのか？

　ハッキリ言います。歯ブラシの届かない部位に潜む細菌によるバイオフィルムを破壊・除去できる『フロス』の役割。その目的と意味を誰も説明してこなかったからです。"歯ブラシで歯を磨く"という手段にこだわるあまり、それ自体が目的化してしまい、正しい答えを導き出すことが不可能になっていたのではないでしょうか。

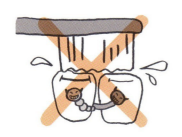 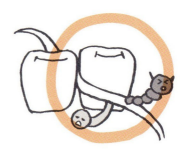

　人は長年にわたって続けてきた習慣化行動を持って生きています。その習慣化行動はその人の人生を豊かにもしますが、間違っている場合には逆に不幸な人生が待っています。

　たとえば、何の科学的根拠もない"歯を守る＝歯磨き"という特定の方向性。これがいったん出来上がってしまうと、人はそれを維持し続け

ようとします。そして、その習慣化行動が長ければ長いほど"歯磨き"への執着メカニズムが強まるのです。

すると次に起きてくる現象が、心理学でいうところの"認知的不協和"。自分の持つ信念と新しい真実のどちらかを否定して、自分の中の矛盾を解消しようとします。このとき、人はラクなほうへ流れていきがちです。

歯磨き習慣という信念を変えることが困難な場合に、新しい真実である細菌によるバイオフィルム感染症という"病因論"を否定してきてしまったのではないか。それがために、長きにわたり日本の予防が"歯を守る＝歯磨き"とされてきたのではないか。つまり、間違った思い込みのほうを選び、正しい真実を知らず知らずのうちに捨ててしまったのです。

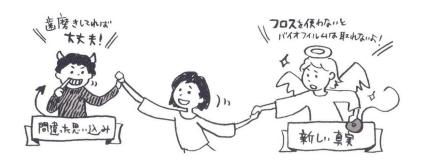

はじめに　人生を変える、新しい真実

　ドラッグストアや総合雑貨店、スーパーなどに陳列されている高額な電動歯ブラシや高級歯ブラシといった予防歯科グッズ。その種類の多さに外国人がビックリしています。

　「予防歯科ブーム」という言葉が新聞や雑誌、テレビ、ラジオ、ウェブサイトなどで取り上げられていく流れの中で、事例の1つとして紹介される電動歯ブラシや高級歯ブラシ。こうしたアピールをさまざまなメディアが繰り返し発信していく。公共の電波を活用したPRを行なうことで、予防に関わる新たな認識が出来上がる。そして人々は、これらの認識を持って電動歯ブラシや高級歯ブラシに好印象を抱き、購入する意識が形成されていきます。PRを通じて"電動歯ブラシ＝効果的なプラーク除去"というフレームが頭の中につくられていくのです。

　当然のことですが、メーカーの広報や営業担当者は儲かるモノを売りたい一心でしかありません。それがまた彼らの目的であり、成果につながるからです。

　しかし、想像してみてください。歯と歯の間など複雑で細かい口の中を、歯ブラシ1本で磨き切れるでしょうか？　すべての歯面から細菌によるバイオフィルムを破壊して除去することができるでしょうか？　**そのためには本来、フロスが必要不可欠です。**それにも関わらず、日本の予防にはフロスの存在がありません。

細菌との戦いに勝ち続けるために

　もし、国民の多くがむし歯や歯周病の"病因論"さえ知っていたら？賢い日本人のことだから、原因除去のための適切な行動をもっと早くに取っていたのではないかと思います。そして、「年をとったら歯はなくなる」という間違った社会通念からの脱却ができたはずなのです。

　ルイス・キャロルの『鏡の国のアリス』の中で、赤の女王がアリスに向かってこう言います。

　「同じ場所に留まるためには、力の限り走り続けねばならぬ」

　これは、生物の種は絶えず進化していなければ絶滅する、という仮説でもあります。

　たとえば、「食う細菌（捕食者）は、食われるあなた（被食者）が逃げなければ、あなたを食べ続ける。よって、食われる環境にいるあなたは食う細菌より早く、永遠に逃げ続けなければならない」ということです。人類の歴史が感染症との戦いであったように、**あなたや私の人生は細菌（バイオフィルム）との永遠の戦いである。その認識を持てるかどうかです。**

　人生において細菌との戦いが永遠であるならば、どのようにして立ち向かい戦い続けるのか。また、戦い続ける以上は細菌に勝ち続けなけ

はじめに　人生を変える、新しい真実

ればなりません。そのためには戦略が必要です。

> ①どの部位からどのように攻めたら、
> 　より効果的な結果が生まれるかを知ること
> ②正しい武器を選択すること
> ③選択した武器の正しい使い方を習得すること

　健康な歯を生涯守り通すための選択と正しいプロセスを踏んだとき、あなたは細菌との戦いに連戦連勝できます。

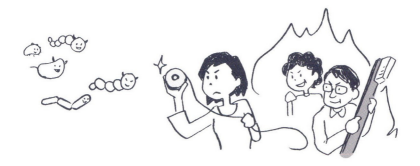

人類は細菌との戦いに勝ち続けてきました。しかし歯や歯ぐきだけは置いてきぼりにされ、いまだ細菌に好き放題されているのです。この細菌の恐ろしさや戦い方を知らずに人生を送れば、日々進化する細菌はあなたの口の中を崩壊させ、全身疾患にも甚大な影響を与え続けます。目に見えない細菌は確実に健康を蝕み、破壊の道をたどることに。歯に対する油断が"あなたの未来"を奪うのです。

　逆に細菌との戦い方を知り、学び、成長し、そして進化していけば、意識しなくても細菌との日々の戦いに勝ち続けられるようになります。**そのとき、あなたの歯は白く輝き、歯ぐきは健康的なピンク色に！　顔全体の3分の1という部分だけでなく、キレイな笑顔を手に入れ、人生に対する姿勢が前向きになり、食べること、話すこと、笑うこと、歌うことのすべてに"健康なオーラ"が放たれます。**これこそが、細菌との戦いに勝ち続ける人々への成功報酬なのです。

　細菌と戦い続けるか、それとも初めから挑まないか。選択するのは、あなたです。

はじめに　人生を変える、新しい真実

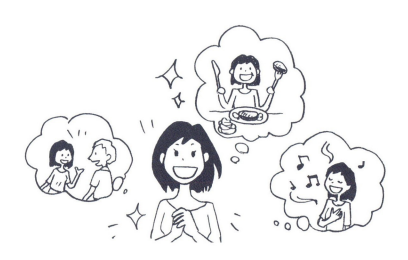

むし歯も歯周病も確実に防げる！
歯科衛生士　関山牧枝

第1章

あなたは歯磨きで
何を落とす？

歯磨き大国ニッポン

　私たち日本人は毎日、当たり前のように歯を磨きます。顔を洗う、お風呂に入る、食事をする。それらと同じようになんとなく歯ブラシを持ち、なんとなく鏡を見て、なんとなく口の中へ。そして女性なら肌の調子や髪型、男性ならヒゲの手入れなどを考えながら、ときおり口にくわえた歯ブラシを動かします。

　特に何かを意識するわけでもなく、歯が生え始めてからずっと続いている日常的な行為としてシャカシャカシャカシャカ……。キレイ好きで知られる日本人だけあって、**なんと98%の人が毎日歯を磨いているのだそうです**（平成28年 歯科疾患実態調査）。

　では、お聞きします。あなたは"何のために"歯を磨いていますか？

「なに言ってんの。汚れを落とすためでしょ!?」
　そのとおり、たしかに"汚れ"を落としています。ならばもう一歩突っ込んで、その汚れとは何でしょうか？

　歯についた汚れを落とすのが歯磨き。でも、その汚れが何なのか。どうやってできるのか。なぜ落とさないといけないのか。こうした

第1章 あなたは歯磨きで何を落とす？

ことを知っているのと知らずに磨くのとでは大違いです。まずは汚れの正体から明らかにしていきましょう。

落とすのは"細菌の集合体"

　そもそも"汚れ"とは何だと思いますか？
「食べかす！」と答える方が多いようですが、**本来歯磨きで落とすものは"細菌の集合体"。口の中には、耳かき一杯程度に"1000億"もの細菌がウヨウヨ生活しているともいわれます**。歯の汚れが気になってか、ときどき爪で引っかいて取っている人を見かけますが、その爪の間には数億というおびただしい数の細菌が！　そう思うと、その手で握手するのは気が引けますね。

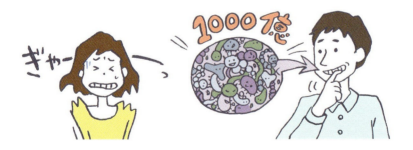

　しかも、この細菌たちの繁殖力がまたスゴイ。どんどんどんどん増殖していきます。だからこそ、毎日落とさないといけないわけです。

仲間を増やしたこの細菌たちはスクラムを組んで膜を張り、自分たちのすみかをつくり上げます。これを"バイオフィルム"というのですが、歯だけでなくキッチンやお風呂にもつくられるんですよ。

　この写真のように。

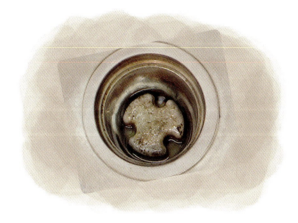

　たぶん、100人中100人が「汚い」「気持ち悪い」と思いますよね。できれば見なかったことにしたい。でも、そのままにしておくわけにもいかない。掃除するときには、手袋をはめて手が汚れないようにするでしょうし、専用の洗剤を使って徹底的にキレイにするでしょう。それと同じものが"口の中"にあるわけです。そう考えると、ゾッとしませんか？

3日目から、みるみる急増

　キッチンやお風呂のヌメヌメも、ここまで溜まるにはかなりの時間がかかります。口の中のバイオフィルム（細菌の集合体）も同じ。すぐにこんなふうになってしまうわけではありません。時間をかけてゆっくりと育っていきます。どんなふうに成長していくかを見ていきましょう。

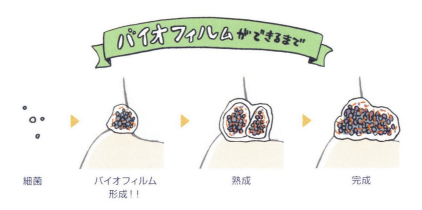

　つまり、キッチンもお風呂も口の中も、毎日キレイに掃除ができていればヌメヌメがつくことはないし、こんなに気持ち悪いものにはならないというわけです。
　では、もう少し詳しくバイオフィルムの中身を見ていきましょう。

細菌によるバイオフィルムは、時間の経過とともに成長・増殖していきます。どんなふうに変わるのかを調べた研究があるのでご紹介します。現代では人道的に絶対できない、とっても貴重なデータです。

　対象は歯学部の学生。最初に歯科衛生士が口の中を徹底的にキレイにします。その後、毎日の歯磨きを禁止して「細菌がどのようにバイオフィルムをつくっていくのか」「その中はどうなっていくのか」を調査。その結果、下図のように2日を過ぎたころから細菌の種類や数が変わっていくのがわかりました。

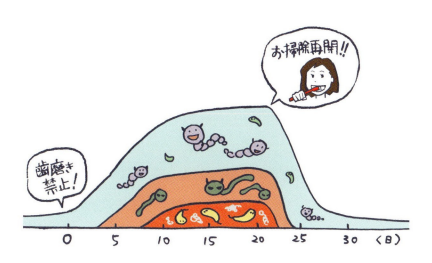

第1章　あなたは歯磨きで何を落とす？

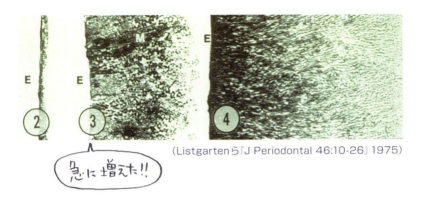

(Listgartenら『J Periodontal 46:10-26』1975)

こちらは実際のバイオフィルムを撮影した画像です。

2日目（図中②）と比べて、3日目（図中③）は急にバイオフィルムが厚くなっているのがわかりますよね。"予防の父"といわれるスウェーデンの歯科医師、アクセルソン先生はこの2つの研究から次のように話しています。

「すべての歯面を2日に一度キレイに機械的清掃することは、リスクのない頬側面や舌側面を毎日うわべだけブラッシングするより効果的である」

うわべだけのつもりはないけれど、当たり前になんとなくぼんやり磨いていてもまったく意味がない。**細菌がバイオフィルム化する前に、いかにキレイな状態を続けられるかがポイントなのです。**

細菌がお気に入りの場所

　それにしても、アクセルソン先生の言葉を聞いて「リスクのある場所がどこなのか」が気になります。じつのところ、口の中にはバイオフィルムができやすい場所とそうでない場所があるのです。

● 細菌によるバイオフィルムができ**にくい**場所

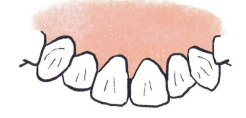

前歯の裏側

● 細菌によるバイオフィルムができ**やすい**場所

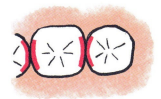

歯と歯の間
（歯間部／隣接面）

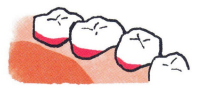

下の歯の舌側

第1章　あなたは歯磨きで何を落とす？

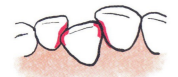
歯並びが悪いところ

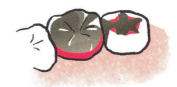
詰め物や被せ物が入っているところ

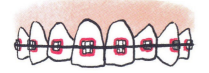
矯正装置がついているところ

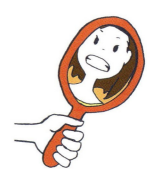

25

次に、むし歯や歯周病になりやすい場所を見てみましょう。

● むし歯になりやすい場所

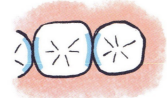

奥歯の歯と歯の間（隣接面）

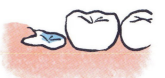

生えたばかりの臼歯の溝
（咬合面）

● 歯周病になりやすい場所

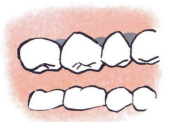

上の奥歯の隣接面

第1章　あなたは歯磨きで何を落とす？

　こうして見てみると、"細菌がたまりやすい場所＝むし歯や歯周病になりやすい"ということがわかります。

- 細菌によるバイオフィルムがあることで、むし歯や歯周病が起こる
- むし歯や歯周病が起こるところには、細菌によるバイオフィルムが存在する

　つまり、むし歯や歯周病は"細菌によって引き起こされる細菌感染症"ということ。「クリーンな歯は決してむし歯にも歯周病にもならない」というアクセルソン先生の言葉どおりなのです。

　次章では、むし歯・歯周病のメカニズムを解明していきましょう。

Voice

むし歯の本当の原因を知らなかった人たちの苦労①

20代女性
「歯磨きしないとむし歯になる」という認識しか持っていなかったので、**むし歯の原因が細菌であること、その原因は人それぞれ違うことなどを知り、正直驚きました。**
もっと早く知りたかった、そうすれば防げたはずなのに！ こんなに悩まず、健康で明るく過ごせていたかもしれないのに！ なんで今までの歯医者さんは教えてくれなかったのか、とても悔しいです。

20代女性
　小学生くらいまではむし歯だらけで、銀歯がたくさん入っていました。治療に通っていた歯医者さんの先生がとても怖く、痛くても無理矢理に治療されて……。
なんでむし歯になったのか、その原因を教えてもらった記憶はありません。ずっと歯ブラシ1本で磨き続け、何度も何度もむし歯になりました。幸いほぼ乳歯だったため、生え変わったのは救いです。

30代男性

　むし歯になるのは仕方ないことだと、ずっと諦めていました。中学生までにむし歯が数本できてしまいましたが、なんの疑問も抱かず「治療すれば元どおり」ぐらいにしか考えていませんでしたね。

　今回、「むし歯は細菌感染症であり、ちゃんとケアすれば予防できる」と知って、**「削ってしまった歯はもう二度と戻ってこないのだ」と後悔しています。**

30代女性

　むし歯の原因を知らない＝どう予防していいかわからない。そのためむし歯になり、痛い治療ばかりをされる。それで歯医者さんが嫌いになり、足が遠のき、またむし歯ができるの悪循環……。

「友だちはむし歯ができないのに、なんで私にはできるんだろう？」といつも思っていました。「体質かな？」「お菓子が好きだからかな？」くらいしか思いつかず、歯の正しい磨き方もわからない。だから、改善しない。結局できにくい前歯にもむし歯ができてしまい、人前で大きく口を開けるのが恥ずかしい時期もありました。

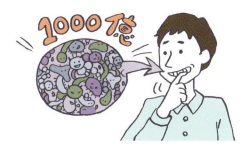

第2章

なぜむし歯や
歯周病になるのか？

敵を知ることが予防への近道

　むし歯や歯周病は、細菌がつくるバイオフィルム（細菌の集合体）によって起こることがわかりました。ただし、バイオフィルムがすぐ出来上がらないように、むし歯も歯周病もすぐに起こるわけではありません。「2、3日でできるわけじゃないんだ〜」と、ホッとした方もいらっしゃるのではないでしょうか。

　この章では、むし歯と歯周病のメカニズムをわかりやすく簡単にご紹介します。

むし歯のメカニズム

　むし歯になるまでには時間がかかります。**ある研究では、むし歯の"初期の兆候"が見られるまでに3週間かかるという結果も！**
　では、初期の兆候とはどんなものなのでしょうか。
　むし歯と聞くと、きっと多くの人が"歯に穴があいた状態"をイメージすると思います。でも、むし歯には穴があく前にいくつかの過程があるのです。むし歯の進行をイラストにすると、こんな感じです。

第2章　なぜむし歯や歯周病になるのか？

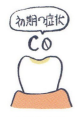
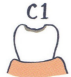

C0	C1	C2	C3	C4
歯の表面が白く濁った状態	歯の表面が少し溶け、黒ずんでいる状態	むし歯が表面より深く進んだ状態	むし歯が神経まで進んだ状態	歯が根っこだけになり、神経が死んでしまった状態

　最初に歯の表面がちょっと白い状態になります。まだ穴はあいていません。これが初期の兆候で、この状態になるまでに3週間という長い時間がかかります。そして、この状態であれば適切なケアをすることで健康な歯に戻せるのです。

むし歯なのに元に戻るの？

　歯に穴があいてしまったらアウトだけど、歯の表面がちょっと白くなった状態であれば元に戻せる！　C1からC2になるには8年かかるという研究もあるほど、元に戻る機会と時間はたくさんあるわけです。

　1日や2日で歯に穴があいてしまうのなら、ちょっとの油断も許されないし、予防する術もないかもしれません。でも、こんなに時間があるなら穴があくことは阻止できます！　そう、むし歯の痛みや治療中のストレスなんて、もう経験しなくてOK。手に汗握るあの時

間にサヨナラです。

「なんだよ〜。予防できるんだったら、もっと早く知りたかったよ〜」

そんなあなたは、むし歯がどうやってできるかも理解しておきましょう。それを知らなかったら、何をすればいいかもわからないですから。

穴はこうやってできる

"歯に穴があくまで"をわかりやすく簡単にご説明します。

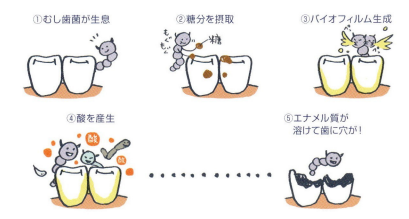

あなたが食事をするたびに、むし歯菌は糖分をエサにして酸をつくります。その酸によって歯が溶け、時間の経過とともに穴があく

第2章　なぜむし歯や歯周病になるのか？

のです。とはいえ、食事をしたからといって必ず穴があくわけではありません。それはなぜか？　**溶け出した成分を歯に戻す力があるからです。** 人間ってスゴイ！

あなたは、"脱灰"と"再石灰化"という言葉を聞いたことがありますか？

- **食事をすると、口の中が酸性になって歯が溶ける（脱灰）**
- **でも、だ液（ツバ）の力で溶け出した成分が歯に戻る（再石灰化）**

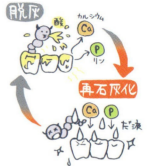

食事のたびに、歯の表面は脱灰と再石灰化を繰り返しています。大事なのは、このバランスです。

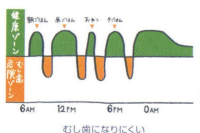

むし歯になりにくい

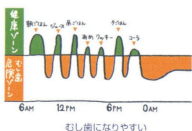

むし歯になりやすい

歯に穴があく、5つの要素

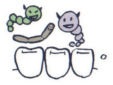
むし歯菌の量が多い

歯の質が弱い

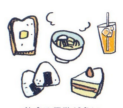
飲食の回数が多い
（脱灰と再石灰化のバランス）

だ液の量が少ない・力が弱い

磨き残しが多い

　これらがそろうと、歯に穴があく（むし歯）可能性は高くなります。逆に、いずれかの要素がなかったり重なっている時間が短かったりすれば、むし歯になる可能性は低くなるのです。このように、**むし歯の原因は1人ひとり違います。だからこそ、まずは自分の原因を見つけることが大切**です。

　さて、むし歯の成り立ちがわかったところで、次は歯周病を見ていきましょう。

第2章　なぜむし歯や歯周病になるのか？

歯周病のメカニズム

　歯はいろいろな組織に支えられて立っています。歯周病というのは文字どおり、"歯のまわりの病気"のこと。

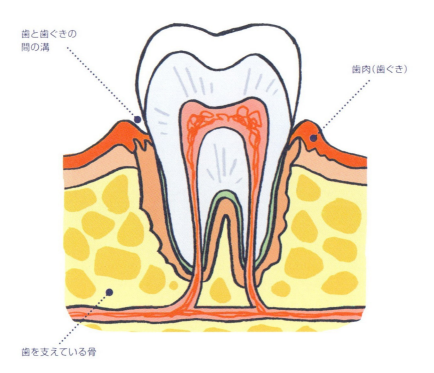

歯と歯ぐきの間の溝

歯肉（歯ぐき）

歯を支えている骨

歯周病と聞いて、あなたはどんな状態をイメージしますか？

歯がグラグラして、血が出て、膿も出て、もうドロドロな感じ……。テレビCMなどの影響で、そのようなイメージを持っている方も多いのではないでしょうか。

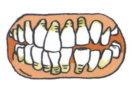

たしかに重症化した場合には、そうした症状が現れます。そして、そこまで進んでしまうと元の健康な歯ぐきには戻せません。最新の技術を駆使すれば治すこともできますが、時間とお金がとんでもなくかかります。

でも、むし歯と同じで、**歯周病も歯ぐきがドロドロになるまでに"ずっと前の段階"**があります。歯周病の進行をわかりやすく示すと、こんな感じです。

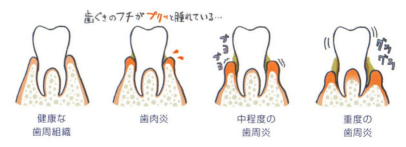

実際にはもう少し細かいステップに分けられるのですが、ちょっと歯ぐきが腫れるところから歯がグラグラの段階まであります。

歯磨きしたら血が出た

歯を磨いた後、歯ブラシに血がついていたことはないですか？　これ、じつは"歯ぐきが腫れている"サイン。ところが、ほとんどの人はそのサインに気づかず、「このくらい大丈夫だろう」「歯ブラシでちょっと傷つけちゃったかな」ぐらいに考えてしまうことが多いようです。

歯ぐきが腫れるには、次のことが関係しています。

- 歯周病菌
- 身体の抵抗力（免疫力）
- 噛み合わせ
- 糖尿病
- 喫煙　など

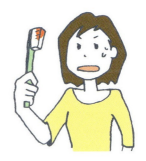

歯周病は"静かに忍び寄る疾患"といわれるほど、あなたに気づかれないように少しずつ着々と進行していきます。しかも、歯のまわりに炎症を起こすだけでなく、全身の病気にも関与することがわかっています。

「え〜っ、口の中だけだと思ってた」なんて楽観視していると、楽

しい人生を送れなくなるかもしれないのです。愛煙家の方は、さらに要注意！　歯ぐきが腫れるという最初のサインが、ニコチンの影響で出ないからです。いち早く気づくためのアラームが鳴らないなんて、ドキドキしますね。

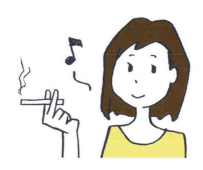

歯ぐきが腫れるまで

　ご存知ですか？ "成人の6割以上が歯周病にかかっている" ことを！　歯ぐきが腫れているという最初のサインに気づくことができれば、あなた自身がお家で行なうセルフケアで歯ぐきは健康に戻ります。
　じつは、歯周病は **"歯肉炎"** といって歯ぐきが腫れている初期の状態と、歯を支えている骨にまで影響が出てしまう **"歯周炎"** という状態の2つに分かれるんです。

第2章　なぜむし歯や歯周病になるのか？

　歯肉炎なら、先ほどお話したようにセルフケアだけで健康に戻すことができます。しかし、**歯周炎になってしまうと元の健康な状態には戻りません**。歯科医院で歯石を取ってもらうなどすることで腫れは治まったとしても、歯ぐきが下がって歯の根が見えてしまい、キレイな歯ぐきのラインが失われてしまうのです。

　重要なのは、どんな人でも歯肉炎を通過して歯周炎になるということ。つまり歯肉炎の状態で気づき、適切なケアを行なえば、ドロドロのひどい状態にはならないのです。そう考えると、歯ぐきが腫れているサインがいかに大事かわかりますよね。

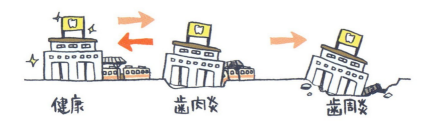

しかも、むし歯と同様、**健康な状態から歯肉炎になるまでには、歯磨きをまったくしない人でも3週間かかるというデータが出ています。** その間に原因となる要素を少しでも排除できれば、歯肉炎は完全に回避できるのです。

「なんだ、歯周病もかよ～」と思った方も多いのでは？　そのとおり、歯周病もなのです。敵を知れば対策ができる！　むし歯も歯周病も、どちらも確実に予防できる！　その事実を知ったあなたは、「生涯自分の歯で豊かな人生を送る」ための大きなアドバンテージを得たことになります。

　さて、次章ではもう1つの大切なポイント、むし歯や歯周病の"なりやすさ"について探っていきましょう。

Voice

むし歯の本当の原因を
知らなかった人たちの苦労②

20代女性

　むし歯の治療で何度も歯科医院へ通い、そのたびに痛い思いや怖い経験（先生が怖い、音が怖い、においを嗅ぐと思い出される恐怖）をしてきました。

　当時は「甘いものを食べないように」と言われていたので、母親はジュースやお菓子を極力与えないように気をつけていたそうです。**子どもの私は「友だちはみんな食べているのに、なんで私だけ」と不満に思っていました。**我慢できず、母親の目を盗んでこっそり食べていた記憶があります。

20代男性

　治しても治しても、しばらくするとまたむし歯ができる。そのたびに治療にお金も時間もかかって大変でした。**むし歯になりたくなくて歯磨きを頑張るようになりましたが、それからもときどき目に見える部分が茶色っぽくなってきて「またむし歯だ。歯医者に行かなくちゃ！」の繰り返し。**

　そして歯医者に行けば、自分ではわからなかった見えない部分にもむし歯が何個も見つかり、当たり前のように歯が削られていく……。これでもかというくらいショックを受け続けてきました。

Voice

30代女性

　これまでの歯科経験の記憶をたどると、「麻酔して削る」「神経を抜く」など痛い思い出ばかり。歯並びの悪い部分がむし歯になって永久歯を抜歯しましたが、のちに矯正に興味を持ったときに「あのときの抜歯は正しかったのか？」と疑問を抱きました。

　定期健診や矯正相談に行った複数の歯医者さんから、「１本ない!?」「いつ抜いた!?」と毎回問われるんですよね。そのたびに**抜いた歯に申し訳ないことをしたと自分を責めています。**

40代女性

　息子が小さいときにむし歯にさせてしまい、フッ素を塗ってもらうために通院していました。そのころの息子は、いつも泣いて暴れて大騒ぎ。歯科衛生士さんと２人がかりで体を押さえつけ、無理矢理に口を開けさせて「痛くないよ。すぐ終わるよ」となだめるのに大変だったのを思い出します。

　本当のむし歯の原因を知らなかったせいで、息子をむし歯にさせてしまったうえに「歯医者さんは怖い」というイメージを植えつけてしまいました。

第3章

むし歯や歯周病の
"なりやすさ"は1人ひとり違う

なんで自分だけむし歯に!?

　兄弟姉妹で同じものを食べ、同じ時間帯に同じ道具を使って同じように歯を磨いているのに、なぜか1人だけむし歯を繰り返してきた。いい加減に歯磨きしている友達がむし歯にならないのに、一生懸命に磨いている自分はどういうわけかむし歯になってしまう。あなたはこんな疑問を持ったことがありませんか？

　むし歯になりやすい人、なりにくい人。歯周病になりやすい人、なりにくい人……。じつは、**私たちは1人ひとり"なりやすさ"が違う**のです。

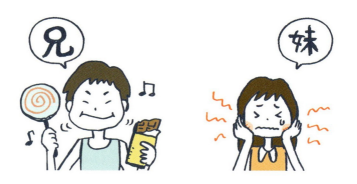

第3章　むし歯や歯周病の"なりやすさ"は1人ひとり違う

"なりやすさ"を知るために

　たとえば病院に行くと、先生は今の症状を聞いて確認しますよね。もし、その情報だけで「あなたは〇〇になりやすい。だからこの治療が必要です」と診断されたら、「本当にそうなの？」と不安や疑問を抱くのではないでしょうか。

　どんな病気の可能性があるのか、それはどのくらいの進行度なのかは、話を聞いたり目で見ただけでは判断できません。だからこそ、血液や尿の検査、レントゲン撮影などを通して見えない項目を見えるようにします。その結果を通してはじめて"あなたの全体"を把握し、何が問題で、その原因がどこにあり、どうすれば病気を防いだり改善したりできるのか対策を立てることができるわけです。

　血糖値が高ければ糖尿病のリスクを、尿酸値が高ければ痛風のリスクを考えて食事に気をつけます。

　むし歯や歯周病も同じです。治療したことのある歯を数えても、チョコレートやケーキなど甘いものを食べる回数を聞いても、歯ぐきがどれだけ腫れているかをチェックしても、なりやすさはわかりません。もちろん、それぞれ大事な要素ですが、口の中を見ただけではなりやすさを突き止めることはできないのです。

では、どんな検査をしたら何がわかるのでしょうか。簡単にご紹介します。

だ液検査でわかる、むし歯のなりやすさと原因

- むし歯のきっかけをつくる菌の数
- むし歯を進行させる菌の数
- だ液の量
- だ液の力

　これらは、どう頑張っても目に見えません。それを目に見える形で調べられるのが、『**だ液検査**』です。この4つの項目と口の中の情報を合わせて評価すると、**「あなたがどのくらいむし歯を避ける可能性があるのか」「何がむし歯の一番の原因になっているのか」**が総合的に導き出されます。

第3章　むし歯や歯周病の"なりやすさ"は1人ひとり違う

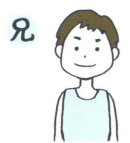

 むし歯のきっかけをつくる菌の数
とても少ない

 むし歯を進行させる菌の数
多い

 だ液の量
多い

 だ液の力
高い

 むし歯のきっかけをつくる菌の数
すごく多い

 むし歯を進行させる菌の数
多い

 だ液の量
少ない

 だ液の力
中程度

むし歯を避けられる可能性

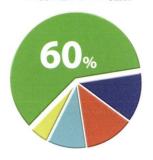

むし歯を避けられる可能性

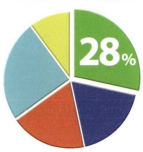

歯周病のリスク(危険度)を示す客観的評価

では、歯周病のなりやすさはどうしたらわかるのでしょうか？ 歯周病は"静かに忍び寄る疾患"として有名。当然ですが、目に見える情報だけでは判断できません。

ましてや**歯周病は、心筋梗塞、脳梗塞、糖尿病、誤嚥性肺炎、関節リウマチ、骨粗しょう症、早産、低体重児出産、認知症などなど、全身疾患とも大きく関わっていることが明らかにされています**。"口の病気"と高をくくっていると、全身に疾患を引き起こしかねない。だからこそ、きちんとなりやすさを把握しておく必要があります。

そこで有効なのが、『**歯周病リスク評価システム**』です。**歯科医院で集めたさまざまな情報を入力することで、あなたの状態を客観的に示してくれます**。これによって歯周病のなりやすさがわかります。

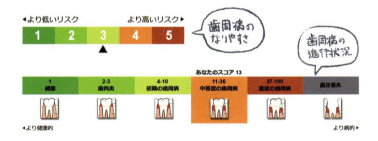

第3章 むし歯や歯周病の"なりやすさ"は1人ひとり違う

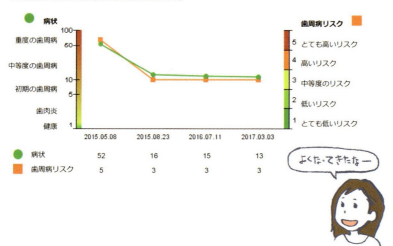

むし歯も歯周病も100%コントロールできる

- 何が原因だったのか
- どうしたらむし歯・歯周病とサヨナラできるのか
- どこに気をつければいいのか
- どんな道具を選べばいいのか
- その道具をどうやって使えばいいのか

むし歯の原因を知るためのだ液検査や、歯周病のリスクを客観的に評価するシステムを活用することによって、これらのことがすべてハッキリとわかるのです。

　闇雲にいろいろな道具を使う必要もなければ、毎日何十分も鏡の前にいる必要もありません。"なりやすさ"と"本当の原因"さえわかれば、さまざまなことを頑張ってもらわなくてもいいし、たくさんのことを我慢する必要もないのです。

　これもダメ、あれもダメなんて生活はまっぴらごめん。好きなことをしたいし、好きなものを食べたいですよね。であれば、**なりやすさと本当の原因をきちんと把握すること**が一番。毎日楽しく快適に、自分らしくイキイキと人生を楽しむことができます。もちろん、歯の痛みなんか気にせずに！

　むし歯も歯周病も、もはや100%コントロールできる疾患。そう、誰もが確実に予防できるのです。

Voice

むし歯の本当の原因を
知った人たちの気づき

20代女性

「自分のせいじゃなかったんだ!」というのが最初に思ったことです。父親はむし歯にならないのに、なぜ私はなってしまっていたのか。その理由がわかって、モヤモヤした気持ちが晴れました。**どうしたら歯を守れるのかを知ることができたのは、今後の自分の人生にとって宝です。**

30代男性

むし歯のない家系の人以外は、歯を磨いてもむし歯になるものだと思っていました。予防できることを知ってビックリです。

同時に、**詰め物や被せ物は一生モノではない。そのことがわかって、自分の歯を大切にしなきゃって思うようになりました。**

Voice

40代女性

　だ液検査を提案されたときは、「人によってむし歯の原因が違うんだ！」と驚きました。だ液の力が強い人・弱い人、むし歯菌が多い人・少ない人……。原因を突き止められるなんてスゴイと思い、二つ返事で受けることに。むし歯菌のつぶつぶが目に見えたときには、ドキッとしましたね。

　原因がわかれば、私でもむし歯をつくらないように予防できる！　暗いトンネルを抜けた感じがして、すごくうれしかったです。

40代男性

　もっと早く、できれば子どものころに知りたかったです。私が子どものころは「しっかり歯を磨きましょう」と、それだけでした。だから、「歯を磨いてもむし歯はできる。仕方ない」とずっと思い込んでいて……。

　磨き残しやすい部位も知らないので、本当に落とさなければいけないところの細菌は取れていなかったはずです。むし歯のきっかけをつくる菌やむし歯を進行させる菌の数、だ液の質や量、人それぞれ違う食生活やライフスタイルなど、そのほかにもいろいろな原因が絡み合ってむし歯ができるなんて！　子どものときに"当たり前のこと"として知れていたらよかったのにな、と思います。

第4章

むし歯・歯周病に
なりたくないあなたへの
ワンポイントアドバイス

効果的なセルフケア、5つのポイント

「歯肉炎・むし歯の予防には、歯磨きによるプラークコントロールが欠かせない」

このことは多くの研究から明らかにされています。**「すべての歯面を2日に一度キレイに清掃することは、リスクのない頬側や舌側の表面を毎日うわべだけ歯磨きするより効果的」**ということは1章でもお伝えしましたね。

本来は自分自身のなりやすさを調べてから取り組むべきことですが、ここまで読んで「何をしたらいいの？」と思ってくれたあなたにちょっとだけアドバイス！

歯ブラシでは絶対に届かない部位がある

たとえば、奥歯の歯と歯の間を歯ブラシでキレイにするのは構造的に絶対無理。当てる方向を変えたとしても、届かないものは届かない。どんなに時間をかけても、磨き残しは減りません。フロスを使わない限り、間違いなくバイオフィルム（細菌の集合体）がつくられてむし歯や歯周病になります。

そんな悪循環に陥る前に、**「歯ブラシだけですべてをキレイにする**

第4章　むし歯・歯周病になりたくないあなたへのワンポイントアドバイス

ことは不可能」とキッパリ割り切って、効率よく効果を出せるセルフケアを考えていきましょう！

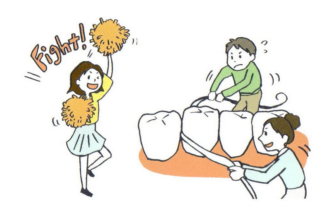

①細菌によるバイオフィルムを見つける

　まずは、あなたの口の中のどこに細菌によるバイオフィルムがいるのかをハッキリさせましょう。

　この目に見えない敵は、歯と同じ色をして隠れています。いくら鏡とにらめっこをしても見つけるのは至難の業。そして、時間のムダです。

　そんな細菌によるバイオフィルムを手っ取り早く見つけられる方法があります。それが"**染め出し**"です。あっという間にその姿が赤

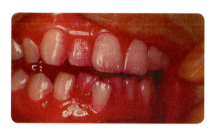

く染まります。歯医者さんで購入することもできますが、薬局でも売っているので、ぜひ「どこに細菌が隠れているのか」を確認してみてくださいね。

②染め出しても見えない細菌のすみかがある

　とはいえ赤く染めても見えない、把握しきれない場所があります。これが一番厄介！

　部屋の掃除を想像してみてください。見た目はキレイになっても、タンスを少し動かしたり棚と棚の間をのぞいてみると汚れが残っていますよね。

歯と歯の間や歯と歯ぐきのすき間は、どんなに目を凝らしても見ることができません。 細菌によるバイオフィルムは、そんな場所にひっそり身を潜めているのです。

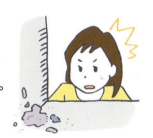

第4章　むし歯・歯周病になりたくないあなたへのワンポイントアドバイス

③自分の口の中を攻略する

　自分の口のどこに細菌によるバイオフィルムが残っているかがわかりました。そして、ひっそり隠れている場所も知ることができました。これだけでも敵をどう排除するかはつかめますが、より確実に排除するためには自分の口の中がどうなっているかを把握することも大事です。

- 歯は何本あるでしょう？
- 抜いた歯はありますか？
- どこに詰め物がありますか？
- 歯磨きするときに血が出るのは、どのあたりからですか？
- むし歯を繰り返している歯はありますか？
- 歯ぐきが腫れて歯周病の治療をしたところはありますか？

　本当は歯医者さんにきちんと検査してもらう必要がありますが、この質問に答えてみるだけでも攻略法が見えてきます。そう、口の中は人それぞれ。やり方は千差万別です。どうやって落とすか、何を使うか。それが、あなたのむし歯・歯周病予防の第一歩です。

④正しい武器(道具)を選ぶ

　落としたい部位によって、使う道具は変わります。メイクをするときにブラシを使い分けるように、ゴルフをするときにクラブを使い分けるように、部屋の掃除をするときに清掃用具を使い分けるように、**口の中をキレイにする道具にも適材適所があるのです。**

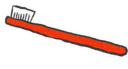

3列歯ブラシ
歯面を磨くのに適しています。しかし、歯と歯の間、歯と歯ぐきの境目、歯並びが悪いところ、奥歯の溝などには毛先を当てづらく清掃しにくいです。

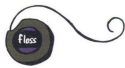

デンタルフロス
歯と歯の間や、歯ぐきの中の清掃に最適。歯ぐきの中1〜2mmの汚れを取り除ける唯一のセルフケアツールで、歯周病予防には必要不可欠です。

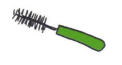

歯間ブラシ
歯と歯の間が広く開いている部分に適しています。狭いすき間に使うと、ワイヤーで歯を削ってしまうことも。すき間の大きさによって、サイズを使い分ける必要があります。

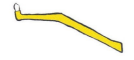

ワンタフトブラシ
ブラシが小さく、歯と歯の間や歯と歯ぐきの境目、一番奥の歯のまわりなど、むし歯や歯周病になりやすい場所にピンポイントで毛先が当たります。

第4章　むし歯・歯周病になりたくないあなたへのワンポイントアドバイス

⑤危険な場所からスタートする

　歯磨きをするとき、あなたはどんな順番で磨いていますか？　日本では歯ブラシをしてからフロスや歯間ブラシを使う人が多いですが、予防歯科先進国のスウェーデンでは違います。

"細菌によるバイオフィルムが隠れている場所"は、ふつうの歯ブラシではどうしてもキレイにすることができません。しかもそこは、むし歯や歯周病になりやすい場所。だからこそ、フロスや歯間ブラシ、ワンタフトブラシなどを使うわけです。

　特に目に見えない歯と歯の間などは、最初にフロスを使用して取り除いておくことが重要。なぜなら、磨きやすい部分を先に磨いてしまうと「うん、キレイ！」と満足してしまい、重点的にケアすべきところがおざなりに。実際にはガッツリ、ゴッソリ、細菌が快適な空間ですみ続けてしまいます。

　何があっても、どんなことがあっても、**まずは目に見えない場所から。そして、最後の仕上げに歯ブラシを**。さっそく今日から発想を切り換えましょう。これでグッと磨き残しを減らすことができます。

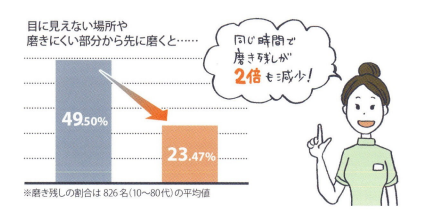

「服はワンシーズン、歯はオールシーズン」

　服は着替えることができます。古くなれば買い替えることもできます。髪の毛だって切ってもまた生えてきます。でも、歯だけは替えがききません。抜いた歯はもちろん、削ってしまった部分も二度と元には戻らないのです。

　この先の人生を"美しく輝く白い歯"と"健康的なピンク色の歯ぐき"で過ごすために──。本書との出合いがあなたの充実したオーラルケアライフの呼び水になれば、こんなにうれしいことはありません。

第4章　むし歯・歯周病になりたくないあなたへのワンポイントアドバイス

Voice

むし歯の本当の原因を知った人たちの変化

20代女性
本当の原因を知ったことで、歯に対する意識も行動も大幅に変わりました。**「むし歯になってからどうしよう」ではなく、「むし歯にならないために何ができるか」と先回りできる。** それが本当にうれしいです。

20代男性
本当の原因を知らないままだったら、この先の人生どうなっていたか……。今回、だ液検査を受けて本当によかったです。**未来につながる重要な経験**でした。

20代女性
以前からフロスはやっていましたが、**やらされている感がなくなって自分から率先してやるようになりました。** ブラッシングの仕方も変わり、"歯磨き"から"お掃除"の感覚を持つようになったと思います。

30代女性
　以前は順番も磨き方も覚えていないくらい"ササササッ"と磨くだけでした。**今はむし歯や歯周病になりやすいところを意識して磨き、終わったら舌で触って歯がツルツルしているかを確認しています。**

30代女性
　むし歯も歯周病も細菌感染症だということを知ってからは、街でアイスや飲み物を共有している親子を見かけると、つい「子どもがかわいそうだな」と思ってしまいますね。でも、知らないだけで親にも罪はありません。**「義務教育で歯についてしっかり教えるべきだ！」**という思いが強く湧いてきています。

30代男性
　一般の人たちの多くは「毎日歯磨きしているのに、なぜむし歯になるんだろう？」と思っています。僕は運よくこういう情報を手に入れることができましたが、そもそもむし歯の原因や予防方法を知る機会が少なすぎますよね。
　さっそく子どもたちに「歯はすごく大事。きちんとケアしていこう」と話しています。

Voice

30代女性
　むし歯菌の量が多かったので、まず歯磨き粉を変えました。さらに歯を強くするフッ素入りのジェルも取り入れ、日に何度か気分転換になめていた飴をキシリトールガムにしました。**今回得た情報や知識をどんどん伝え、"歯で悩むことがない人の輪"を広げていきたいですね。**

40代男性
　以前は、歩きながら適当に歯を磨いていました。今ではフロス、ワンタフトブラシ、ときどき奥歯の奥を磨くための専用歯ブラシも使い、鏡を見ながら丁寧に磨いています。自分はもう治療した歯がいっぱいですが、**まだ健康な歯の子どもたちにはその大事さをしつこいくらいに伝え、よりよい状態を保つようにしたいです。**

40代女性
　今までは原因がわからずなんとなく歯を磨いていたので、よくなるわけがないですよね。**毎日フロスを通す、ワンタフトブラシでリスクの高いところを磨く、ふつうの歯ブラシで全体を磨く。**自分の中でオーラルケアの3ステップが出来上がり、これをしてからでないと寝られなくなりました。

50代女性
　自分の口の中を知ることが大事だと思い、よく観察するようになりました。染め出しの結果を思い出しながら歯並びや苦手な部位を意識して磨き、夜はフロスやワンタフトブラシも使っています。**私自身が行動することで、自然と家族も歯に対して興味を持ってくれるようになりました。**

50代男性
　「むし歯や歯周病が体全体の疾患に関わってくる」という恐ろしいことも教わりました。**年齢を重ねても健康な歯でおいしく食事をし、笑顔で豊かな生活を送りたいですからね。**当たり前ですが、これからもセルフケアを大事にしていきたいです。

おわりに
信頼できる歯科衛生士をパートナーに

　ここまで読んでくださったあなたにお伝えしたいことがあります。むし歯や歯周病のなりやすさは人それぞれ、原因も人それぞれ、細菌によるバイオフィルムが残ってしまう場所も人それぞれです。この本で知ったことは歯を守るためのほんの入り口に過ぎません。

- むし歯のなりやすさ
- 歯周病のなりやすさ
- 歯ぐきの状態
- 詰め物の状態
- 歯磨きの癖　など

　あなただけの情報を知って、むし歯や歯周病で困ることがないように。生涯美しく健康な口で、おいしく食事をして趣味も充実するように。**そのために大切なのは、"あなたに合わせた提案"をし、これから先ずっと"二人三脚でサポート"してくれる歯科衛生士さんを見つけることです！**　痛いところを治すためでも、歯石を取るためだけで

最後に　信頼できる歯科衛生士をパートナーに

　もない。歯科衛生士は、あなたの健康と充実した毎日のために存在しています。

　予防歯科先進国のスウェーデンでは、歯科衛生士は健康をサポートしてくれるパートナーとして高い信頼を得ています。そのような関係性を日本でもつくっていければ、100歳になっても自分の歯で食べ、話し、歌い、笑うことができる。あなたはもちろん、日本中の人々が幸せな人生を送れるのです。その日が来ることを心から願っています。

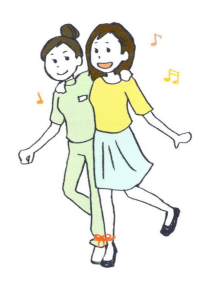

関山 牧枝（せきやま・まきえ）

1994年 鶴見大学女子短期大学部歯科衛生科 卒業
　　　 東京都内の開業医に勤務
2002年 株式会社オーラルケア入社
2014・2016年 スウェーデン・マルメ大学研修に同行

書籍『本当のPMTC その意味と価値』
　　 『トータルカリオロジー』
　　 『トータルペリオドントロジー』の校正に携わる

むし歯と歯周病の病因論

すべての口の病気の発症には、原因があってプロセスがあります。
それを知っていれば、あなたの歯は何歳になっても美しく健康な状態で残せます。

2017年11月1日　初版第1刷発行

著者	関山牧枝
発行人	大竹喜一
発行所	株式会社オーラルケア
	〒116-0013
	東京都荒川区西日暮里2-32-9
編集・制作	株式会社オーシープランニング
印刷・製本	株式会社エデュプレス

©Oral Care 2017 Printed in Japan
ISBN978-4-925102-36-0

落丁本、乱丁本はお取り替えします。
禁無断転載・複写